素问运气图说

龙砂医学丛书
运气篇

清·薛福辰 著

宋咏梅 陶国水 校注

中国健康传媒集团
中国医药科技出版社

内 容 提 要

《素问运气图说》一册，抄本，不分卷，清代无锡医家薛福辰编撰，本书为其汇编历代有关五运六气研究专著中的重要知识点，绘制"五行相克制化图"等共计 22 图，图后附以简单解说，故而以"图说"名。本书可为中医临床、科研及教学工作者，尤其是五运六气研究者提供参考。

图书在版编目（CIP）数据

素问运气图说 /（清）薛福辰著；宋咏梅，陶国水校注 . — 北京：中国医药科技出版社，2019.5

（龙砂医学丛书）

ISBN 978-7-5214-0885-0

Ⅰ . ① 素… Ⅱ . ① 薛… ② 宋… ③ 陶… Ⅲ . ① 运气（中医）- 图解 Ⅳ . ① R226-64

中国版本图书馆 CIP 数据核字（2019）第 039940 号

美术编辑　陈君杞
版式设计　也　在

出版　**中国健康传媒集团** | 中国医药科技出版社

地址　北京市海淀区文慧园北路甲 22 号

邮编　100082

电话　发行：010-62227427　邮购：010-62236938

网址　www.cmstp.com

规格　710×1000mm $\frac{1}{16}$

印张　3 $\frac{3}{4}$

字数　41 千字

版次　2019 年 5 月第 1 版

印次　2020 年 3 月第 2 次印刷

印刷　三河市万龙印装有限公司

经销　全国各地新华书店

书号　ISBN 978-7-5214-0885-0

定价　**20.00 元**

無錫市龍砂醫學流派研究所創立

中華醫藥　博大精邃
流派紛呈　另具優勢
錫澄毗鄰　鍾靈毓秀
龍砂醫派　杏苑崛起
經方膏方　五運六氣
歧黃薪代　懿歟盛哉

九六叟朱良春謹賀　癸巳秋

国医大师　无锡市龙砂医学流派研究所终身名誉所长　朱良春　题词

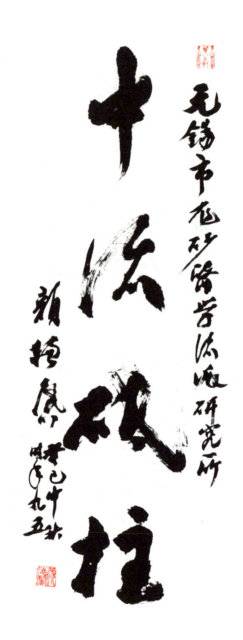

中流砥柱

无锡市龙砂医学流派研究所

颜德馨题 辛卯牛月

国医大师　无锡市龙砂医学流派研究所终身名誉所长　颜德馨　题词

陈　序

在中医药学几千年发展的历史长河中，形成了很多流派，学术上，他们各具特色，我主张对各医学流派应不存偏见，博采众长。近年来，国家中医药管理局对中医学术流派的发展很重视，在2012年确立的首批中医学术流派传承工作室建设项目中就有发源于无锡江阴的龙砂医学。

江苏无锡自古文风昌盛，历代贤达辈出，中医氛围浓厚。基于元代著名学者陆文圭奠定文化基础，经明、清两代医家的积累，在苏南地区形成了这样一个有较大影响的学术流派，姜礼、王旭高、柳宝诒、张聿青、曹颖甫、承淡安等著名医家都是其中的代表性人物。更可喜的是，近十年来，龙砂医学的传承与发展工作做得卓有成效，龙砂医学诊疗方法已被确立为江苏省传统医药类非物质文化遗产代表性项目，在全国的影响力越来越大。

这个流派中的医家有一个很重要的学术特色，就是重视《黄帝内经》五运六气学说的研究与应用。20世纪50年代，我初学中医，听蒲辅周老先生结合临床实际讲解吴鞠通《温病条辨》和王孟英《温热经纬》，他非常细腻地讲解历时久远的"运气学说"，讲述五运主病和六气为病。当时因为我刚从西医转而初学中医，听了并不能很好理解。年岁大了，临床医疗经验多了，现在回想，季节寒暑昼夜等对人体及疾病的影响，体现了"天人相应"的道理。这门学说值得进一步深入研究。

　　中医药学作为我国优秀传统文化中具有原创性的医学科学，越来越受到世界关注。中医药值得"像宝库金矿一样去挖掘"，并需要结合现代科学技术方法继承和创新。比如，20世纪80年代，我们发现清宫医案中蕴藏着巨大的学术价值，于是我们埋头苦干，查了3万多件档案，在其中发掘了大量有价值的文献，这些理论知识和临床经验对现代中医临床仍有积极影响。

　　传统中医学是古而不老，旧而常新，永远富有生命力的。继承发展中医药精髓、提高临床疗效，要厚古不薄今，温故且知新。

　　不同学术流派在中医药大的框架下形成一源多流、百家争鸣、百花齐放、精彩纷呈的学术生态，对于丰富临床诊疗手段、促进中医人才培养，具有重要价值。裘沛然先生曾说过："中医学术流派是医学理论产生的土壤和发展的动力，也是医学理论传播及人才培养的摇篮。"

　　今有无锡市龙砂医学流派研究所同道，编辑出版《龙砂医学丛书》，致力于将该地域独具特色的龙砂医学流派学术精华与特色技艺进行发掘整理与推广，这是对龙砂医学活态传承的重要举措，更是打造无锡中医文化品牌的标识性工作，是一件十分有意义的事，书稿既成，邀我作序，书此数语，以表祝贺！

中国科学院院士
国医大师
2019 年 1 月 20 日

夏　序

中医学术流派是中医学在长期历史发展过程中形成的具有独特学术思想或学术主张及独到临床诊疗技艺的学术派别。发源于我的家乡江阴华士地区的龙砂医派就是中医学术流派中的翘楚。龙砂医派，自宋末元初，绵延数百年，传承至今，医家众多，医著丰富，学术特色鲜明。

学派中学术是灵魂，中国古人讲，人的一生要立德、立功、立言，学术正是这"三立"的根本，可以说，我一生都是为了中医学术的发展，我把中医学术视作我的生命。

龙砂医学流派的一个重要学术特色就是重视五运六气学说的临床运用。运气学说是中医学比较高层次的理论问题，它是一门气象气候医学，虽然重在预测疾病，但更重要的是应用于临床治疗上所取得的效果，搞清楚了这门学说，我们可以提升中医治病、保健和预防疾病，特别是治未病的水平，有很重要的价值，我希望大家能很好地学习，以使中医发扬光大，更重要的是为全国人民、为世界人民的健康做出更大的贡献。

龙砂医学流派的运气学说，还有其自身特点。首先，掌握和运用该学说的医家形成群体，蔚然成风，卓然成派；另外，他们在深耕理论的同时，尤其注重临床实践，将理论与临床有机结合起来；再有，他们秉承实事求是的学风，灵活运用运气，王旭高先生就说过"执司天以求治，而其失在隘；舍司天以求治，而其失在浮"。所以我在给龙砂医学流派相关活动的题词中就明确提出过"龙砂运气学"这个说法。

锡澄比邻，历史上这一带医家之间相互交流颇多。很多江阴医家到无锡城行医，或者两地医家之间有交叉师承关系。譬如，张聿青的学生有江阴吴文涵；我的启蒙老师夏奕钧先生是著名的朱氏伤寒的代表医家朱莘农的弟子，而朱氏晚年悬壶无锡，并和他的兄长朱少鸿一样对沈金鳌的《沈氏尊生书》多有青睐。我们讲流派，除了学术外，还要流动，也就是有一定的辐射度。

2013年，无锡市龙砂医学流派研究所成立，聘请我担任高级学术顾问，这些年他们在非遗挖掘、学术整理、技艺传承、流派推广等方面做了很多卓有成效的工作，尤其是顾植山教授在全国各地传播龙砂运气学说，黄煌教授致力于经方的教学普及推广与国际传播。

顾植山教授牵头成立了中华中医药学会五运六气研究专家协作组、世界中医药学会联合会五运六气专业委员会，两个学术组织的秘书处都挂靠在研究所，每年开展的学术活动精彩纷呈，还在中国中医药报上开设了"五运六气临床应用"专栏，颇获好评，很多人都慕名找他拜师学艺。前面讲到了龙砂医学流派的非遗特色，现在很多非遗都只能成为历史，而龙砂医学流派实现了活态传承。

为了更好地把龙砂医学第一手文献资料保存下来，这几年，龙砂医学流派研究所克服人手不足等困难，经过广泛调研，基本将历代龙砂医家有价值的著作、医案等梳理清晰，进而编撰了本套《龙砂医学丛书》，这是一件十分有意义的事，也是一项大工程！首批出版的14本古籍，很多与五运六气有关，更有一些抄本、孤本。这些资料的汇集，将便于大家更好地学习、利用古人的经验。书稿完成，邀我作序，我欣然应允，谨书以上，以表祝贺，并向各位读者推荐阅读！

近期他们又积极准备将龙砂医学流派研究所升级为无锡市龙砂医学流派研究院，这对于龙砂医学流派的传承发展具有重要的意义，我建议将来条件成熟还可以申请成立江苏省龙砂医学研究院。我坚信现代龙砂医家一定能在前辈医家的基础上，做得更好、更出色。

桐花万里丹山路，雏凤清于老凤声！

乐为之序！

国医大师

2019 年 1 月 28 日于金陵

前　言

　　无锡古称梁溪、金匮，简称锡；江阴古称暨阳、澄江，简称澄。自宋代凿通锡澄运河后，两地交通便捷，商贾交往频繁，故多锡澄联称。无锡、江阴均是苏南古城，一处太湖之北，一踞长江之南，自古文风昌盛，历代名医辈出。发源于锡澄地区的龙砂医学，肇起于宋元，隆盛于清乾嘉时期，再兴于清末民国至今，为苏南地区中医学的一个重要流派。

　　龙砂之名，缘江阴华士（旧称华墅）地区有白龙山和砂山两座山脉，合称龙砂。唐人杜审言在华士写有《重九日宴江阴》诗："蟋蟀期归晚，茱萸节候新……龙沙（砂）即此地，旧俗坐为邻。"清人王家枚有以龙砂命名的书稿《龙砂志略》《龙砂诗存》。近贤承淡安先生也曾在他的日记中记载："亚非国家会议，下月将开幕。我国代表团已组成，钱惠亦为团员之一，我龙砂之光。"因承淡安和钱惠均为华士人，故称"龙砂之光"。

　　清代乾隆年间华士名医姜大镛辑有《龙砂医案》一书，说明龙砂医学之名，由来已久；光绪初年苏州医家姜成之集有《龙砂八家医案》，可见龙砂医学业已闻名于当时的医学中心苏州。

　　龙砂医学由宋末元初著名学者陆文圭奠定医学文化基础。陆氏精通经史百家及天文、地理、律历、医药、算数等古代科学、医学与人文学，被《元史》定评为学界的"东南宗师"。宋亡以后，陆文圭在江阴城东龙山脚下的华士镇专心致力于包括中医学在内的文化教育事业50余年，培养了大批文化及医学人才（仅华士一镇，南宋至清末，能查考到的进士即有50人之多），为龙砂文化区的形成发展和龙砂医学的产生起到了重要的奠基作用。

太极河洛思想和五运六气为宋代两大显学，张仲景的伤寒学也于北宋时期成为经典。宋代的这些学术特色经过陆文圭的传承阐扬，深刻影响了龙砂地区的医家，形成龙砂医学流派学术思想的核心。

陆文圭之后，龙砂地区名医辈出，如元代晚期出了名医吕逸人，明代嘉靖年间有名医吕夔与其孙吕应钟、吕应阳"一门三御医"等。至清代形成了以华士为中心和源头并不断向周边扩大，乃至影响全国的龙砂医学流派名医群体。清·嘉庆元年（1796年）著名学者孔广居在《天叙姜公传》中描述："华墅在邑东五十里，龙、砂两山屏障于后，泰清一水襟带于前，其山川之秀，代产良医，迄今大江南北延医者，都于华墅。"这生动形象地勾勒出了龙砂医学当时的盛况。前面提及的《龙砂八家医案》中就辑录了乾隆、嘉庆年间戚云门、王钟岳、贡一帆、孙御千、戚金泉、叶德培、姜学山、姜恒斋、姜宇瞻九家医案。华士医家群体中，以姜氏世医最为著名。从二世姜礼、三世姜学山、四世姜健到五世姜大镛，一百余年间，"名噪大江南北，数百里间求治者踵相接"。

清代中晚期至民国时期，随着锡澄地区经济文化的繁荣发达，龙砂医学再次崛起，涌现了一大批新的著名医家，其中柳宝诒对近现代龙砂医学的薪火相继作用突出；吴达、张聿青、曹颖甫、薛文元、朱少鸿、承淡安等则进军上海、南京，为江南乃至全国中医的繁荣做出了贡献。

2012年3月，龙砂医学由国家中医药管理局作为试点率先启动中医学术流派传承工作，并于同年11月被国家中医药管理局正式确定为全国首批64家中医学术流派传承工作室建设项目之一。

中医流派有地域性流派和学术性流派之分。地域性流派主要指地域性医家群体；学术性流派（亦称学派）则应具有独特学术思想或学术主张及独到临床诊疗技艺，有清晰的学术传承脉络和一定的历史影响。龙砂医学流派兼有地域性流派和学术性流派特点。

从地域性流派论，龙砂医学又有狭义与广义之分。狭义是指历史上的华士地区（地域龙砂），广义上则包括无锡、江阴、宜兴等环太湖文化区。如宋代名医许叔微（1079～1154年），晚年隐居无锡太湖之滨的"梅梁小隐"长达十年，在锡澄医界颇有名望，陆文主曾有诗云："江左知名许叔微，公来示之衡气机。天下呻吟尚未息，公持肘后将安归。"可见陆氏对许氏的推崇。许氏是经方派创始人之一，对伤寒经方的推广应用贡献巨大，近来我们在研究许叔微的多部著作的过程中，更发现了他对《黄帝内经》运气学说的活用。可以认为，许叔微对龙砂医学学术思想的形成有一定影响，所以从地域性流派概念以及龙砂医学学术内涵的角度，本丛书也收录了许叔微的部分著作。

在地域中又包括无锡地区许多医学世家，如"吕氏世医""姜氏世医""朱氏伤寒""黄氏喉科""尤氏喉科""吴氏喉科""章氏外科""邓氏内外科""曹氏儿科"等，他们世代相袭，形成家族链，一脉相承。

从地域流派的角度看，龙砂医学流派具有如下四方面的特色和传统。

第一，重视经典研究与应用。《黄帝内经》五运六气方面，如宋代许叔微，明代徐吾元、吕夔，清代吴达、薛福辰、高思敬对于运气的论述，清代戴思谦、缪问、黄堂对运气思维的应用和发挥，均有特色。《伤寒论》方面，许叔微的《百证歌》《发微论》《九十论》，奠定了其在伤寒学术领域的地位，被后世尊为经方派的代表。沈金鳌的《伤寒论纲目》阐发精当中肯，为锡澄地区医家所推崇。柳宝诒将《伤寒论》六经用于在温病临床上，提出"伏邪温病说"，强调伤寒温病为病不同，而六经之见证相同、用药不同，六经之立法相同。龙砂姜氏、王旭高、曹颖甫、朱少鸿、朱莘农的经方应用，对后世影响深远。尤其以曹颖甫为代表，他在上海期间，"用经方取效者十常八九"（《经方实验录·自序》），他倡导经方，谓"仲师之法，今古咸宜"。宜兴人法文淦对伤寒研究颇深，《光宣宜荆县志》载其治病如神，著有《伤寒详解》，弟子门人得其绪余，时称"法派"。同是宜兴人的余景和得柯韵伯《伤寒论翼》抄本，加注而成《余注伤寒论翼》，书中着重注释六经病解及六经方解，通俗易懂，颇有流传。

第二，重视教学与传承。陆文圭是历史上著名的教育家，影响所及，形成龙砂医家注重传承教学的传统。如江阴柳宝诒从北京回江阴后，广收门徒，弟子逾百，其中金兰升、邓养初、薛文元等均为近世名家；无锡汪艺香门生甚多，锡地中医界有"汪党"之称；无锡张聿青门人也达百人，周小农、邵正蒙、吴文涵等名医均出其门下；江阴朱少鸿、朱莘农兄弟两人培养了许履和、顾履庄、仰汉初、邢鹂江、夏奕钧、曹永康、汪朋梅等一批名医。

从民国到新中国成立初期，龙砂医家在中医教育方面的贡献尤为突出。民国时期曹颖甫、薛文元、郭柏良、章巨膺分别担任上海最主要的三大中医学校——上海中医专门学校、上海中国医学院、上海新中国医学院的教务长和院长，执掌三校的教务工作。薛文元是柳宝诒嫡传弟子，上海市国医公会和全国医药团体总联合会的发起创办人之一，1931年冬，上海中国医学院创办未久，濒临倒闭，薛文元受上海国医公会委派出任院长，挽狂澜于既倒，励精图治，使中国医学院的办学规模和师资力量等都超过当时其他中医学校，因而有"国医最高学府"之誉。1936年9月薛文元辞职后，江阴籍名医、时任副院长的郭柏良继任院长至1940年1月。在薛文元、郭柏良任院长期间，中国医学院培养的学生成为著名医家的有朱良春、颜德馨、梁乃津、何志雄、陆芝青、董漱六、江育仁、程士德、蔡小苏、谷振声、庞泮池等。

柳宝诒的再传弟子章巨膺，1933年襄助恽铁樵举办中医函授事务所，主持教务，并主编《铁樵医学月刊》，恽铁樵去世后，乃独任其事；后受聘新中国医学院任教务长，新中国成立后任上海第一中医进修班副主任；1956年与程门雪等受命筹建上海中医学院，任教务长。章巨膺一生从事中医教育事业，主要弟子有何任、王玉润、周仲瑛、钱伯文、凌耀星等。

无锡人时逸人受业于同邑名医汪允恭，1928年在上海创设江左国医讲习所，并受聘于上海中医专门学校、中国医学院等校任教。1929年任山西中医改进研究会常务理事，返沪后与施今墨、张赞臣、俞慎初等创办复兴中医专科学校。抗战胜利后，先后在南京创办首都中医院、中医专修班等，并在江苏省中医进修学校高级师资培训班任教。1955年秋调至中国中医研究院，任西苑医院内科主任。他一生热心中医教育，培养了大批中医人才，弟子众多，桃李盈门。

承淡安于1928年开始在苏州、无锡等地开办针灸教育研究机构，抗战期间到四川仍坚持办学，20年间培养学生逾万，遍布海内外。弟子赵尔康、邱茂良、谢锡亮、陈应龙、曾天治、陆善仲、孔昭遐、留章杰等均为针灸名家。

20世纪50年代，锡澄地区一大批名医参与现代中医高校的创建。承淡安于1954年出任江苏省中医进修学校（南京中医药大学前身）校长，该校师资班为全国各中医院校输送了大批优秀师资，被誉为中医界的"黄埔军校"，单被选派去北京的就有董建华、程莘农、王玉川、王绵之、颜正华、印会河、程士德、刘弼臣、杨甲三、孔光一等，为北京中医学院的创办和发展起到了重要作用。国医大师周仲瑛、张灿玾、班秀文等也都毕业于该校办的师资班。邹云翔、马泽人、许履和、夏桂成、邹燕勤、徐福松等参与了南京中医学院及江苏省中医院的创建。这些锡澄医家的努力，为复兴和发扬中医学做出了积极的贡献。

在传承教学中，龙砂医家重视医案的撰写和整理。宋代许叔微的《伤寒九十论》就是九十个案例。柳宝诒的《柳选四家医案》是课徒的教本，影响极大。柳宝诒医案、王旭高医案、张聿青医案、周小农医案、朱少鸿医案、朱敬鸿医案、邓养初医案、邓星伯医案、许履和外科医案等，都是龙砂医学的精品。今人黄煌编写的《医案助读》是一本医案阅读研究的专著，对现代高等中医教育开展传统医案教学做了有益的探索，传承了龙砂医家的传统。

第三，临床多有独到和创新见解。如姜氏写《风痨臌膈四大证治》，集四大证治之精粹；柳宝诒以六经辨伏气温病，创助阴托邪法；张聿青于湿温善用流气化湿法，妙用温胆汤；沈金鳌发挥"肾间动气"说，开腹诊之先；高秉钧所著《疡科心得集》，用温病学说解释指导疡科治疗，被尊为中医外科三大派之一"心得派"的开派人物；朱莘农于"夹阴伤寒"心得独到，善用桂枝汤及其加味方，其"脐腹诊"则受沈金鳌启发而又有创新；起源于清乾隆年间的黄氏喉科，善用"吹药"，传承至今已逾十代，2012年被国家中医药管理局确立为首批64家中医学术流派之一，祖传秘方"黄氏响声丸"蜚声海内；无锡杜氏金针、章氏外科、盛巷曹氏儿科，宜兴汤氏肝科，江阴吴氏喉科，都以临床疗效博得民众的好评和爱戴。

第四，办学结社，编辑刊物。承淡安创办中国最早的针灸学研究社，并扩建为中国针灸讲习所，又创办中国历史上最早的针灸刊物——《针灸杂志》。他开创的针灸函授，先后培养学员3000多人，分校遍及南方各省、香港和东南亚地区，是现代复兴针灸的第一人。为弘扬中医学术，锡澄中医热衷办刊办学。无锡沈奉江于1922年组织无锡中医友谊会，翌年创办《医钟》。张聿青弟子吴玉纯编辑《常熟医药会月刊》，时逸人主编《复兴中医》，朱殿、邹云翔主编《光华医药杂志》，章巨膺主编《铁樵医学月刊》等。此外，丁福保、周小农等还编辑出版了大量中医古籍。

从地域影响来看，龙砂医家与同属于南直隶或江南省的吴门医家、孟河医家乃至新安医家之间关系密切，并多有合作。如民国时期孟河名医丁甘仁在上海创办中医专门学校，特聘龙砂医家曹颖甫为教务长，长期主持该校教务；新中国成立初期承淡安创办南京中医药大学的前身江苏中医进修学校，也多有吴门和孟河医家参与。互相交流渗透方面，如龙砂医家缪问晚年定居苏州传道，叶天士《临证指南医案》由无锡医家华云岫等编辑加按而成，无锡邓星伯在家学基础上复受业于孟河马培之，常熟金兰升则为江阴柳宝诒弟子，马泽人源于孟河而行医于江阴、南京，上海石氏伤科源自无锡，宜兴余景和从学于孟河费兰泉等。一些新安名家也曾行医于龙砂，如孙一奎在宜兴行医并有《宜兴治验》医案传世。

从学术性流派的角度，我们总结提炼了龙砂医学三大主要学术特色。

第一，重视研究和善于运用《黄帝内经》的运气学说。 从现有研究成果可知，龙砂医学延绵数百年，医家众多，虽学术风格不尽一致，但对五运六气理论的重视是其鲜明特色，且著述颇多。明代《无锡金匮县志》载徐吾元"论运气颇精博"；戴思谦寓居无锡，得人授以五运六气、十二经络之秘，后栖居小五湖之石塘山，为人治病，沉疴立起；道光《江阴县志》载明代江阴人吕夔著有《运气发挥》。清代缪问注姜健所传《三因司天方》，吴达《医学求是》有"运气应病说"专论，薛福辰著《素问运气图说》，高思敬在《高憩云外科全书十种》中著有《运气指掌》等。龙砂医家尤为重视运气学说在临床的应用，善用"三因司天方"治疗各种内伤外感疾病是龙砂医家的独门绝技，姜氏世医第四代姜健（字体乾）是杰出代表。

有些医家虽无运气专著，但在其他论著中也常可看到运气思想的身影。如柳宝诒据运气原理阐发伏邪理论；曹颖甫在晚年所作《经方实验录》序言中专门讲述了他十六岁时亲见龙砂名医赵云泉用运气理论治愈其父严重腹泻几死的经历，注释《伤寒论》时亦专取精于运气学说的名家张志聪和黄元御之说；承淡安著有《子午流注针法》，又让其女承为奋翻译了日本医家冈本为竹用日语所作的《运气论奥谚解》；章巨膺于1960年发表《宋以来医学流派和五运六气之关系》一文，用五运六气观点解释了各家学说的产生；邹云翔先生强调"不讲五运六气学说，就是不了解祖国医学"等。

龙砂医家重视五运六气的流派特色，在当代医家中尤为突出。国医大师夏桂成为现代龙砂医家的杰出代表，夏老注重五运六气理论在妇科临床的运用，认为"作为中医师中的一员，应遵从古训，学习和掌握运气学说，推导病变，预测疾病，论治未病"。

第二，重视《伤寒论》经方，特别是注重"方—药—人"体质辨识经方和六经理论指导经方的研究与应用。重视经方的传承和运用是龙砂医学流派又一重要的学术特色。宋代许叔微著有《伤寒百证歌》《伤寒发微论》《伤寒九十论》，奠定了其在伤寒学术领域的地位，被后世尊为经方派的代表之一。徐彬曾有"古来伤寒之圣，唯张仲景，其能推尊仲景而发明者，唯许叔微为最"之语。沈金鳌《伤寒六经主症》一书论述六经病提纲的主证主脉，以"标本中气"论述犯禁后的变证及治疗，特色鲜明，后辑入《伤寒论纲目》。王旭高提倡经方类方研究，王氏是程门雪先生生前最为推崇的医家，程氏所著《伤寒论歌诀》一书多处引用王氏观点。柳宝诒主张"寒温统一""六经辨证"。张聿青既承袭经方之方与法，紧扣病机，巧用经方，异病同治，又取经方之法而不泥其方，病症互参，扩大经方的运用范围。

另据《江苏历代医人志》及无锡地方史志记载，明代吕大韶著《伤寒辨证》，清代钱维镛著《伤寒秘笈续集》，高日震著《伤寒要旨》，华文灿著《伤寒五法辨论》，吴廷桂著《伤寒析义》，王殿标著《伤寒拟论》《金匮管窥》，张孝培撰《伤寒论类疏》，这些书都具有较大价值，如清人汪琥评价张孝培《伤寒论类疏》"其注仲景书能独出己见，而不蹈袭诸家之说"，惜乎很多散佚或未刊。

第三，基于肾命理论运用膏方奉生治未病。运用膏滋方调体养生是以环太湖龙砂文化区为中心的江浙沪地区民俗，《龙砂八家医案》中即有运用膏滋的脉案；《张聿青医案》中撰有"膏方"一卷；柳宝诒撰有《柳致和堂丸散膏丹释义》一书，目前柳氏致和堂的"膏滋药制作技艺"已入选第三批国家级非物质文化遗产扩展项目名录。

龙砂膏方具有"民俗原创、重在养生治未病""培补命门元阳，顺应'冬至一阳生'""注重阴阳互根，阴中求阳""结合五运六气，必先岁气抓先机""注重熬膏技艺，工艺精良"等五大优势特色。已故无锡市龙砂医学流派研究所终身名誉所长、首届国医大师颜德馨曾为龙砂膏方题词"固本清源，一人一方，适时进补，勿违天和"。正宗龙砂膏方，药材道地，炮制得法，用药精准，工艺纯和；成膏锃亮鉴影，油润如玉，柔韧若脂。

为进一步推动龙砂医学流派学术传承，无锡市政府于2013年正式批准成立无锡市龙砂医学流派研究所，国医大师朱良春与颜德馨共同出任终身名誉所长。朱老为研究所成立题词："中华医药，博大精深，流派纷呈，各具优势，锡澄毗邻，钟灵毓秀，龙砂医派，杏苑崛起，经方膏方，五运六气，岐黄万代，懿欤盛哉。"短短48字，凝练了龙砂医学的地域属性、产生的文化土壤以及主要学术特点，阐明了龙砂医学流派的活态传承现状和美好发展前景。

近年来，无锡市龙砂医学流派研究所本着一种责任感、使命感，围绕文献整理、特色技艺、学术推广、人才培养、科普宣传等方面，对龙砂医学进行全面深入系统的挖掘整理，初显成效。无锡市龙砂医学流派研究所一项重点工作就是对龙砂医学的非物质文化遗产特性进行梳理提炼，2014年成功申报无锡市非物质文化遗产项目并获批准，2016年龙砂医学诊疗方法（JS Ⅷ-22）（传统医药类）再次入选江苏省第四批省级非物质文化遗产代表性项目。

龙砂医学的"非遗"属性有一个鲜明的特点就是形成了活态传承，目前龙砂医学流派有顾植山与黄煌两位代表性传承人，他们承前启后，继往开来。顾植山对运气学说多有默运，深入阐发了运气学说中三阴三阳开阖枢、"三年化疫""伏燥论""七损八益"及《伤寒论》中的"六经欲解时"等重要理论，发掘推广了"三因司天方"的临床应用，在国家科技重大专项疫病预测预警课题方面的研究成绩卓著，引起了学界对中医运气学说的重视，并牵头成立了中华中医药学会五运六气研究专家协作组和世界中医药学会联合会五运六气专业委员会，成为当前全国五运六气研究方面的领军人物。

黄煌以经方的方证与药证为研究重点，用现代医学的语言对经方的传统方证进行破译，并结合自己的临床实践与研究，开创性地提出了以"方—病—人"为中心的"方证相应"学说和"方人药人"学说（经方体质学说），并在方证的规范化、客观化上作出了初步的尝试，致力于经方的教学普及推广与国际传播，在南京中医药大学成立了国际经方学院并担任院长，主持全球最大的公益性经方学术网站"经方医学论坛"，享誉海内外。

中医学术流派在中医药这个大框架下形成一源多流，百家争鸣，百花齐放的学术生态。这对于丰富临床诊疗手段、促进中医人才培养都具有重要价值。历代龙砂医家在行医济世的同时，勤于著述，编纂有五运六气、经方、本草、妇科、杂病等著作多部，为后人留下一笔宝贵的财富。

随着龙砂医学研究的深入和影响力逐步扩大，为了进一步做好学术流派的传承，促进中医学术进步，整理锡澄地区医学史料的工作提上了议事日程。2015年底由无锡市龙砂医学流派研究所牵头，经过调研寻访，对锡澄地区医家著作先作初步摸底，经过论证后，决定编写出版一套《龙砂医学丛书》。本套丛书采取一次设计，分步出版，以辑为主，以写为辅的原则，注重史料性，以时代为纲，内容为目，分册编辑，独立成书。

《龙砂医学丛书》拟收录出版的著作有《三因司天方》《运气证治歌诀》《子午流注针法》《素问运气图说》《运气指掌》《伤寒论纲目》《柳致和堂丸散膏丹释义》《龙砂八家医案》《龙砂姜氏医案》《惜余医案》《倚云轩医案医话医论》《沈芊绿医案》《黄氏纪效新书》《女医杂言》《伤寒九十论》《伤寒经解》《伤寒发微》《金匮发微》《经方实验录》《伤寒论新注》《夹阴伤寒》《伤寒阴阳表里传变愈解》《余注伤寒论翼》《温热逢源》《杂病源流犀烛》《妇科玉尺》《保产要旨》《风痨臌膈四大证治》《推拿捷径》《尤氏喉科》《本草简明图说》《本草经解要》《过氏医案》《王旭高医案》《柳选四家医案》《曹颖甫先生医案》《高氏医案》《吴东旸医案》《汪艺香医案》《张聿青医案》《邓星伯医案》《余听鸿医案》《周小农医案》等著作。这些著作初步分为运气、经方、膏方、医案等系列，他们中有很多已经过多次刊刻翻印，流传甚广，也有的是抄本、孤本，由于种种原因被束之高阁，迫切需要抢救性将其整理出版。

《龙砂医学丛书》的整理出版是一个系统工程，颇耗精力，且短时间不易出成果，但对于一门学术的研究，文献整理工作又是一项重要的基础性工作，《龙砂医学丛书》在编撰过程中有幸得到中国中医科学院、南京中医药大学、山东中医药大学、安徽中医药大学、云南中医药大学多位同道的帮助，中国医药科技出版社鼎力支持。书稿既成，又承蒙中国书法家协会原主席、著名书法家沈鹏先生题写书名，中国中医科学院首席研究员陈可冀院士与江苏省中医院夏桂成教授两位国医大师分别赐序勉励，令《龙砂医学丛书》增色很多，更是对我们的鼓励。在此一并表示衷心的感谢！

《孟子》有言："虽有智慧，不如乘势，虽有镃基，不如待时。"习近平强调："中医药学凝聚着深邃的哲学智慧和中华民族几千年的健康养生理念及其实践经验，是中国古代科学的瑰宝，也是打开中华文明宝库的钥匙。深入研究和科学总结中医药学对丰富世界医学事业、推进生命科学研究具有积极意义。"当前，中医药振兴发展迎来天时、地利、人和的大好时机，龙砂医学流派在中医药学的传承创新发展中负有特殊历史使命，我们将倍加努力，不忘初心，继续前行，把龙砂医学继承好、发展好、利用好，以更好地为人民群众健康服务！

由于学术水平有限，书稿整理中难免存在不足之处，希望专家、读者不吝赐教，以期日臻完善。

《龙砂医学丛书》编委会

无锡市龙砂医学流派研究所

校注说明

1. 全书文字繁体竖排，改为简体横排，加现代标点。

2. 因书改横排，原书表示前后文义的方位词"右"径改为"上"。

3. 底本中的异体字、古今字、通假字均改为现代通行字体，酌情出校。典故以及部分专业术语出注释之。对底本中字形属一般笔画之误，如属日、日混淆，己、巳、已不分者，径改，不出注。

4. 底本若有衍字、脱字、讹字等，据校本加以改正，出校予以说明。底本无误，校本有误，一律不改，亦不出注。底本与校本文字互有出入，而文意皆通，或意可两存者，以底本为准，并出注。

5. 对难字、生僻字加以注音和解释。凡需注释的字词多次出现时，于首见处出注。

6. 药物名称按现代通用之法律正，如"山查"改为"山楂"，"硃砂"改为"朱砂"，"连乔"改为"连翘"，"铃羊"改为"羚羊角"，"牛旁子"改为"牛蒡子"，"射香"改为"麝香"，"瓜娄"改为瓜蒌，"川山甲"改为"穿山甲"，"兔丝子"改为"菟丝子"，等等，不出注。书中如术、芪等单字药名，为保留著作原貌，不作改动。对于有地方处方书写特色的药物名称，保留原貌，如"嫩双钩""上绵芪"，不便于理解者，出注予以说明。

7. 若底本中原有眉批者，加注置于相应位置。

8. 底本引用他书文献，多有删节及改动，故底本与他校本文字不同时，凡不失原意，皆不改动，以保存原书风貌；出入较大时，出注说明之；错讹者，改正之，并出注。

9.原书中有重合内容者，为保持原貌，不予删减。校本有，底本无，存疑内容，无其他校本者，收于附录。

10.对目录与正文标题不一致的，以正文标题为主，参考目录标题。对目录与正文顺序不一致的，以正文为准，重置目录顺序。对目录脱漏正文篇章的，在目录中补上。

11.书中插图以原书插图重新绘制，有图注者，繁体改为简体，阅读顺序仍从右至左，不予改动。

12.各分册中遇到的具体情况，在各册校后记中予以补充说明。

目录

一、五行生克制化图说

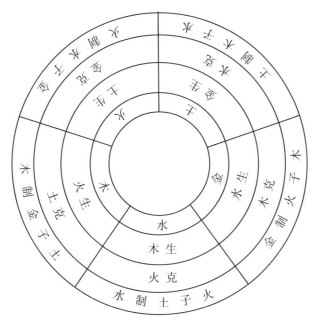

经曰：亢则害，承乃制[①]。假如木亢害土，土之子金，承而制焉，则木畏土子，不敢妄行。此所以相生不害，相制而不克也，余可类推。

[①] 亢则害，承乃制：语出《素问·六微旨大论》，"相火之下，水气承之；水位之下，土气承之；土位之下，风气承之；风位之下，金气承之；金位之下，火气承之；君火之下，阴精承之……亢则害，承乃制也。"

二、客运五音太少相生图说

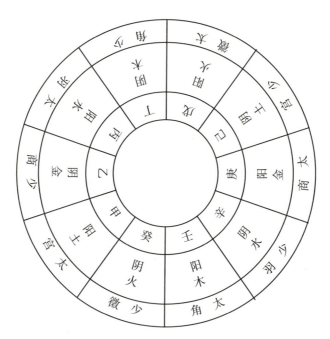

甲、丙、戊、庚、壬为五阳年，主五太；乙、丁、己、辛、癸为五阴年，主五少。五行以次相生，一阴一阳，太少相间①。

客运以五阳五阴年分主太少，若每岁主运又自有分别太少法：以行年遇壬、癸、甲、乙、丙五年主五太；遇丁、戊、己、庚、辛五岁，主五少也。

---

① 太少相间：十天干以奇偶分阴阳，奇为阳为太，偶为阴为少。十天干的顺序为奇偶相间，故而太少相间。如，甲己合土运主宫音，甲属阳土为太宫，己属阴土为少宫；乙庚合金运主商音，乙属阴金为少商，庚属阳金为太商；丙辛合水运主羽音，丙属阳水为太羽，辛属阴水为少羽；丁壬合木运主角音，丁属阴木为少角，壬属阳木为太角；戊癸合火运主徵音，戊属阳火为太徵，癸属阴火为少徵。

三、主运图说

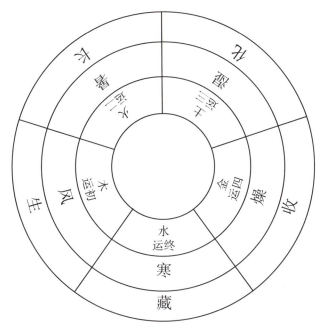

　　此以木、火、土、金、水相生定位，主每岁生、长、化、收、藏五政之常，千古不易者也[①]。

---

① 此以木、火、土、金、水……千古不易者也:《素问·天元纪大论》，"寒暑燥湿风火，天之阴阳也，三阴三阳上奉之。木火土金水，地之阴阳也，生长化收藏下应之。"

四、主气图说

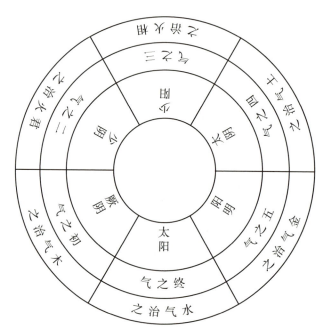

　　此亦木、火、土、金、水相生定位，主每岁风、火、暑、湿、燥、寒六步之时，千古不易者也。

五、客运图说

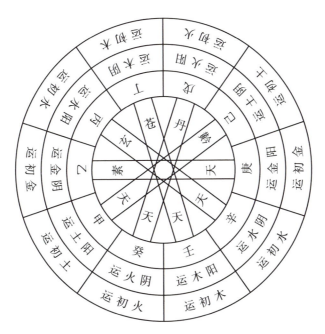

　　乙、丁、己、辛、癸为五阴年，主五少，不及之运；甲、丙、戊、庚、壬，主五太，太过之运。

　　每岁取本年统运，即中运为初运，其二运以相生之次推之。如，甲己之年，土运为统运。初运即以统运算起，土生金为二运，金生水为三运，水生木为四运，木生火为五运。余四运皆从统运起，是统运通主一年。

　　又有，每岁之五客运，行主运之上，与六气主客之法同。

　　太古占天望气[①]，定位之始。见黄气横于甲己，合为土运。白气横于乙庚，合为金运。黑气横于丙辛，合为水运。青气横

――――――――――

① 太古占天望气：古人认为五运六气主要来源于占天望气，较经典的有五气经天说。宋·刘温舒《素问入式运气论奥》："天地支干，相错而立于八方，各有定位，星宿环列，垂象于其上，而各有分野，故太古占天望气，以书于册，垂示后人，在精义以考之……"

于丁壬，合为木运。赤气横于戊癸，合为火运。故以天干合化，而识五客运之所由生也。[1]

且以月建[2]之法论之，则立运之因，尤确有精蕴。何者？丙为火之阳，建于甲己岁之首，正月建丙寅，丙火生土，故甲己为土运；戊为土之阳，建于乙庚岁之首，正月建戊寅，戊土生金，故乙庚为金运；庚为金之阳，建于丙辛岁之首，正月建庚寅，庚金生水，故丙辛为水运；甲为木之阳，建于戊癸岁之首，正月建甲寅，甲木生火，故戊癸为火运；壬为水之阳，建于丁壬岁之首，正月得壬寅，壬水生木，故丁壬为木运。是五客运皆生于正月建寅，不可易也。

---

[1] 此段主要承接五气经天说论述十干化运。五行之气分别以五色辨之，丹者赤，玄者黑，苍者青，素者白，黔者黄，五色之气分别位于周天二十八宿上，根据五色之气所在的宿位便可以确定十干统运。与《内经》所论内容相符。《素问·五运行大论篇》曰："丹天之气经于牛女戊分，黔天之气经于心尾己分，苍天之气经于危室柳鬼，素天之气经于亢氐昴毕，玄天之气经于张翼娄胃。所谓戊己分者，奎壁角轸则天地……"对于五运六气来源问题，龙砂医学流派代表性传承人顾植山教授有新说，具体可参考相关文章或著作。

[2] 月建：又称地支纪月，即用十二地支和十二个月份相配纪月。月建的"建"指"斗建"，即北斗七星斗柄所指的时辰，由子至亥，每月迁移一辰，故称月建。

六、客气司天在泉间气图说

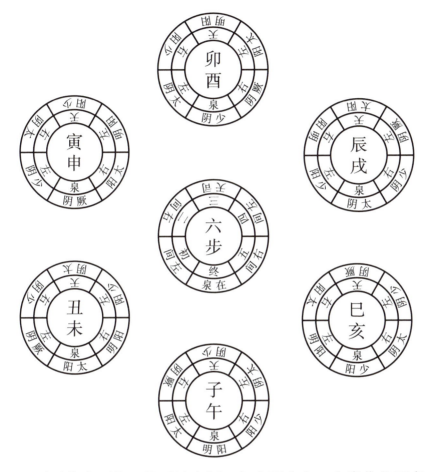

司天位南面北，故天地之间，气左西右东；在泉位北面南，故泉之间气，左东右西。此言天之客气有六，而以十二支起之。

但将当年所值之地支，起得司天之一气，与司天相对一气为在泉，余四气为左右间气[①]。一岁内行其气次序，用在泉后一气，为初之气，主六十余日，以次阴阳相生，至六气而毕。

盖此以三阴三阳言相生：如，一阳生二阳，二阳生三阳，

---

① 气：原作"其"，据医理文义改之。

三阳复生一阴，一阴生二阴，二阴生三阴，三阴复生一阳。步位自下左旋而上，其初气从主气厥阴位上算起，而终于主气太阳位上，看主客气化之异。

又，司天虽为三之气，自大寒日后，通主上半年，是统初、二、三气也。在泉虽为六之气，自大暑日后，通主下半年，是统四、五、终气也。

七、主客气指掌图① 说

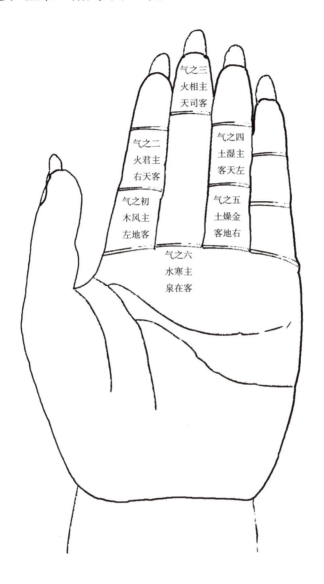

---

① 指掌图：为历代象数专著所习惯的一般做法。根据象数体系的不同而指节代表的
意义各自有别。此法未见《内经》运气的原文，是后人据六气主客之意而发展出
来的便于记忆的技巧，可以参考使用。

八、五运齐化兼化① 图说

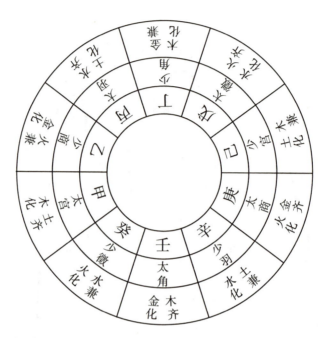

五运之中运，统主一年之大运也。

中运阳年为太过则旺，胜己者则畏其旺，反齐其化②。如，太宫土运，反齐木化之类。

经所谓：畏其旺，反同其化，薄其所不胜也③。

中运阴年为不及则弱，胜己者则乘其衰，来兼其化。如，

---

① 五运齐化兼化：《医宗金鉴·运气要诀》"五运齐化兼化六气正化对化歌"对运气齐化、兼化、对化等编有歌诀：运过胜己畏齐化，不及乘衰胜己兼。太过被克不及助，皆为正化是平年。气寅午未酉戌亥，正司化令有余看。子丑卯辰巳申岁，对司化令不足言。

② 齐其化：即齐化，运气术语。即阳干所统属之年，为中运太过，虽遇司天之气为克中运者，但因中运之气旺，司天之气不能克胜，反为中运所化，称为"齐化"。齐化的结果为太过之运受抑而为平气之年。如庚子、庚午、庚寅、庚申等年，为金运太过，虽逢子午君火司天或寅申相火司天，因"金齐火化"而变为金运平气之年。

③ 语出《医宗金鉴·运气要诀》。

少宫土运，木来兼化^①之类。

经所谓：乘其弱，来同其化，所不胜薄之也^②。

中运戊辰阳年，火运太过，遇寒水司天，则为太过被制。

中运乙卯阴年，金运不及，遇燥金司天，则为同气。

中运辛卯阴年，水运不及，遇燥金司天，则为相生。

俱为不及得助，凡遇此类，皆为正化^③平和之年也。

---

① 兼化：运气术语。即阴干所统属之年，为中运不及，遇司天之气在五行属性上能胜过这一年中运者，即能克制中运的运气，这时不仅能克制中运，而且要乘侮中运，兼化中运，使中运不能表现出自己的特点，反而表现出乘侮它的运气特点。例如，少宫土运之年，木来兼化，这一年土运的特征表现不明显，而使木的特点表现出来；少角木运之年，金来兼化……

② 语出《医宗金鉴·运气要诀》。

③ 正化：运气术语。意有两种：一指六气正当其主令时位之所化。《素问·六元正纪大论》说："明其正化。"吴崑注："正化者，六气各有正化，当其位者为正，非其位者为邪也。"其二，语出明·张介宾《类经图翼》，与"对化"共同说明十二地支化生六气的道理。如，厥阴属风木，木生于亥，故厥阴正化于亥而对化于巳，巳亥年同为厥阴风木司天。

九、六气^①正化对化图说

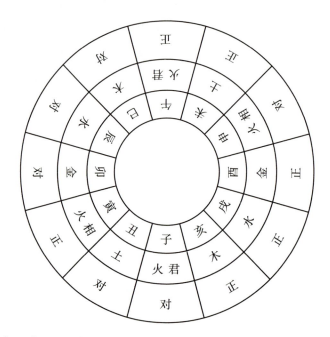

此言六气司于十二支者，有正、对之化也。

如，厥阴司巳亥，以厥阴属木，木生于亥，故正化于亥，对化^②于巳；

少阴司子午，以少阴为君火，当正南离位，故正化于午，对化于子；

太阴司丑未，以太阴属土居中，王于西南未宫，故正化于未，对化于丑；

少阳司寅申，以少阳属相火，位卑于君火，火生于寅，故

---

① 六气：原书"六气"后有楷体竖写"即客气"三小字，今删去。本节所载内容源于《类经图翼》。

② 对化：运气术语。一说见《玄珠密语》，王冰曰："对化者，即对位冲化也。对化即天虚令，易其正，数乃从其成也。"一说见《类经图翼》，与"正化"共同说明十二地支纪六气的道理。

正化于寅，对化于申；

阳明司卯酉，以阳明属金，酉为西方金位，故正化于酉，对化于卯；

太阳司辰戌，以太阳为水，辰戌虽属土，然水行土中，而戌居西北，属水渐王之乡，是以洪范五行①，以戌属水，故正化于戌，对化于辰。

正化者令之实，主有余也②。

对化者令之虚，主不足也③。

---

① 洪范五行：通俗的说法叫山家五行，属五行学术派别中的一种。洪范五行遁山运口诀曰："甲寅辰巽大溪水，戌坎申辛水亦同"，故言"以戌属水"。
② 语出《医宗金鉴·运气要诀》。
③ 语出《医宗金鉴·运气要诀》。

十、五运节令^① 图说

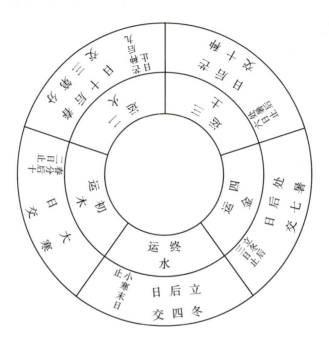

　　此主运、客运分主五位之时也。每运各主七十三日零五刻。总五运之数，则三百六十五日二十五刻，共成一岁。

　　按《天元玉册》^②截法中，又有岁之客运，行于主运之上，与六气主客之法同^③。然当年统运，即中运，亦名大运^④，乃通主一年。如，司天在泉，各通主半年之法。客运以统运为初运，

---

① 五运节令：依据节令，五运交气时段划分如下，初运大寒起，至春分后十二日；春分十三日起，至芒种后九日，主二运；芒种十日起，至处暑后六日，主三运；处暑七日起，至立冬后三日，主四运；立冬四日起，至小寒末日，主五运。

②《天元玉册》：一作《天元玉策》，三十卷，唐·王冰撰，运气学专著。

③ 按《天元玉册》截法中……与六气主客之法同：据《王冰医学全书》收录之《天元玉册》，未见此段内容。

④ "即中运，亦名大运"七字，原书用小一号字体竖排并列写于"然当年统运"后。

二运即从统运相生，以迄终运①。

若每岁主运，则壬、癸、甲、乙、丙五年从太角起，丁、戊、己、庚、辛五年从少角起，千古不易。非若客运之起运，年年不同。

又非若客运以甲、丙、戊、庚、壬五阳年主五太。乙、丁、己、辛、癸五阴年主五少也。经中云：太角正、少角正者，主客同起运于角。遇壬年为太角正，遇丁年为少角正也。②

---

① 客运的推算是在每年值年大运（亦称中运）的基础上进行的，即每年值年大运就是当年客运的初运。客运的初运按照当年大运确定后，便循着五行太少相生的次序，分作五步推运，每步约为七十三日零五刻，与主运的交运时间同，与主运相对，逐岁变迁，十年一周。如，丁年岁运少角，客运初运少角，二运太徵，三运少宫，四运太商，五运少羽。但是，客运相生的原则并非一概以迄终运，太少相生的原则应在同一个五行相生次序里。如，戊年为岁运为太徵，客运初运太徵，二运少宫，三运太商，四运少羽，五运少角。

② 又非若客运……遇丁年为少角正也：此段原书为朱笔抄写。

十一、六气节令图说

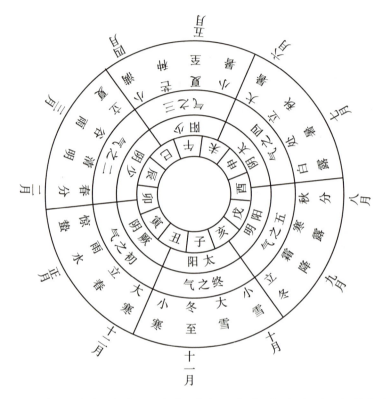

此主气、客气分主六步之时也，每气各主六十日八十七刻半，总之乃三百六十五日二十五刻，共周一岁。若岁外之余，及小月之日，则不及也。

每岁之主气，有寒、暑、燥、湿、风、火六者，但依节令交气[1]，此乃地之阴阳，所谓静而守位者也。

又有天之阴阳，动而不息者，即司天、在泉、左右四间之

---

[1] 节令交气：依据节令，六气交气时段划分如下，初之气，为大寒到惊蛰；二之气，为春分到立夏；三之气，为小满到小暑；四之气，为大暑到白露；五之气，为秋分到立冬；终之气，为从小雪到小寒。

客气，亦自有寒、暑、燥、湿、风、火六者，轮行而居主气之上，谓之天命①。天命所至，主气当只奉之。经所谓：客胜则从，主胜则逆也②。

① 天命：自然的规律、法则。宋·刘温舒《素问入式运气论奥》卷上载："轮行而居其上，名之曰客气。客气乃行岁中之天命，天命所至则又有寒暑燥湿风火之化，主气财当，祗奉客之天命。"
② 语出《素问·至真要大论篇》："帝曰，其逆从何如？岐伯曰，主胜逆，客胜从，天之道也。"

十二、六十年运气上下相临图说

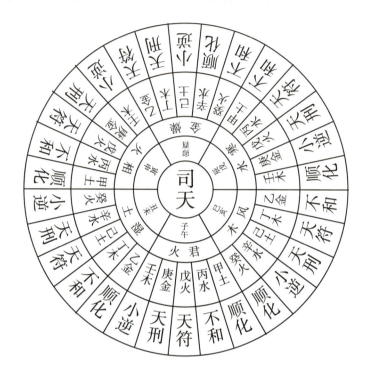

上天符十二年、太乙天符四年、岁会八年、同天符六年、同岁会六年。然太乙天符四年，已同在天符十二年中矣。岁会八年，亦有四年同在天符中矣。合而言之，六十年中只得二十八年也[①]。

此论客运、客气，上下临遇，有相得，有不相得也。

有气生中运者，谓天气生运，以上生下，故名顺化，为相得之岁，六十年中有此十二年；

有中运被气克者，谓天气克运，以上克下，故名天刑，为不相得之岁，六十年中有此十二年；

[①] 六十年中只得二十八年也：运气同化之岁会八年中，除四年在天符年中，还包括甲辰、甲戌两年与同天符年重合，故六十年中只得二十六年也。

有运生天气者，谓中运生司天，以下生上，虽曰相生，然子居母上，为小逆，而主微病，六十年中有此十二年；

有运克天气者，谓中运克司天，以下克上，故名不和，亦为不相得，而主病甚，六十年中有此十二年；

有运气相同者，如，丁巳、丁亥，运气皆木之类，皆天符也，六十年中有此十二年。经曰：同气，不无偏胜亢害焉。

其太乙天符岁会等年，另图在后，须合参自知，图中限于篇幅，不及遍注。

十三、天符之图说

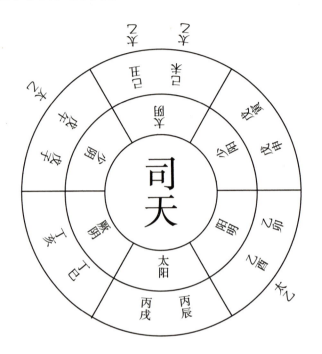

天符者，中运与司天相符也。如，丁年木运，上见厥阴风木司天，即丁巳之类，共十二年。

太乙天符者，如，戊午年，以火运火支又见少阴君火司天，三合为治也，共四年。

十四、岁会之图说

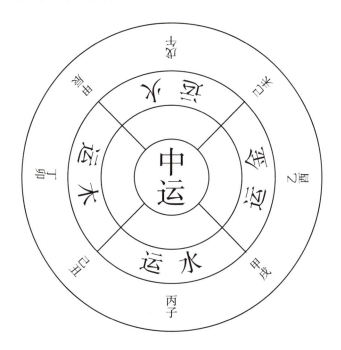

岁会者，中运与年支同其气化也。如，木运临卯，火运临午之类，共八年。木火金水四运，是为四正；土运临四季，是为四维。

按八年之外，有四年，壬寅皆木，庚申皆金，是二阳年。癸巳皆火，辛亥皆水，是二阴年。亦是运与年支相会。而不为岁会者，谓不当四年正中之会故也。

除二阳年，则癸巳、辛亥二阴年，虽不名岁会，亦上下五行相佐，皆为平气之岁。物在脉应[①]，皆必合期，无先后也。

---

① 物在脉应：《素问·天元纪大论篇》等作"物生脉应"。《脉诀汇辨》"岁会说"等作"物在脉应"。

十五、同天符、同岁会图说

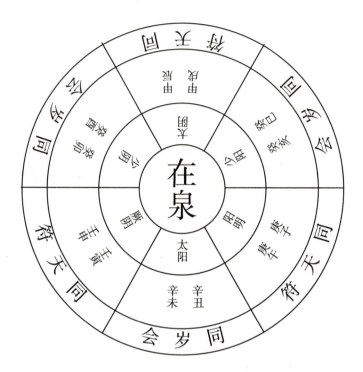

同天符同岁会者，中运与在泉合其气化也。阳年曰同天符，阴年曰同岁会。

如，甲辰年阳土运，而太阴湿土在泉，则为同天符。癸卯年阴火运，而少阴君火在泉，则为同岁会。共十二年。

十六、五运合脏腑十二经络图说

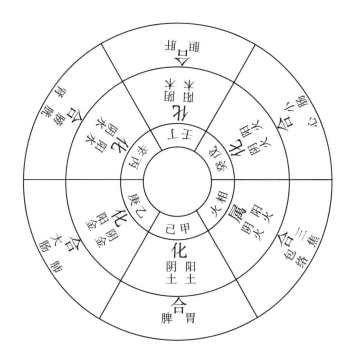

按《医宗金鉴》十二经天干歌云：

甲胆乙肝丙小肠，丁心戊胃己脾乡，

庚属大肠辛属肺，壬属膀胱癸肾藏，

三焦亦向壬中寄，包络同归入癸方。

此以天干所属之方位，配合脏腑，乃年年之常。

兹以天干所化之五运 ①，配合脏腑，是年年之变也。

---

① 兹以天干所化之五运：五运不是天干所化，可为天干所纪。

十七、六气合脏腑十二经络图说

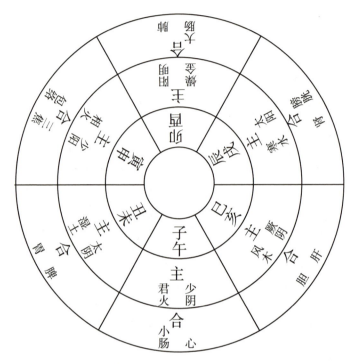

按《医宗金鉴》十二经地支歌云：

肺寅大卯胃辰宫，脾巳心午小未中，

申胱酉肾心包戌，亥焦子胆丑肝通。

此以地支每日之流行，合脏腑血气之所注，乃日日之常。

兹以地支所化之六气①，配合脏腑各经之气，是年年之变也。

---

① 兹以地支所化之六气：六气不是地支所化，可为地支所纪。

十八、南北政①图说

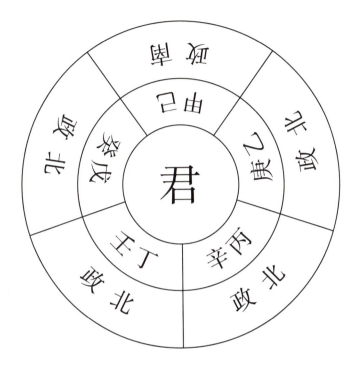

　　甲己二岁为南政，乙庚、丙辛、丁壬、戊癸八岁为北政。盖以土为君，而木火金水皆为臣也。

---

① 南北政：运气术语。目前主要有两说：一则谓甲己之岁为南政，其余皆为北政，此意多源于"尊土说"。二则为亥、子、丑、寅、卯、辰为南政，巳、午、未、申、酉、戌为北政，此说源于清·陆笔泉《运气辨·辨南北政》一书。

十九、南政年脉不应图说

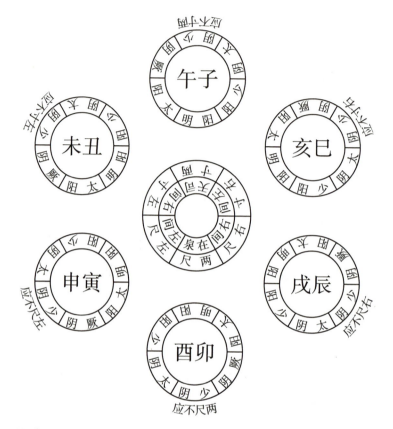

凡脉不应处，皆属少阴居位。少阴为君，有端拱无为[1]之象。故诊法以不应为常，应为反常。不应云者，谓脉之沉细而伏不应指，亦不应病。

经曰："诸不应者，反其诊则见矣。"[2] 王太仆谓：仰手诊之沉细，覆其手则沉为浮，细为大也[3]。是于不应处，自有诊法也。

---

① 端拱无为：端拱，指帝王庄严临朝，清简为政。《魏书·辛雄传》："端拱而四方安，刑措而兆民治。"唐·张说《唐享太庙乐章·钧天舞》："高皇迈道，端拱无为……"。

② 语出《素问·至真要大论篇》。

③ 王太仆谓：仰手诊……细为大也：王冰注原文为："不应者皆为脉沉，脉沉下者，仰手而沉，覆其手诊则沉为浮，细为大也。"

二十、北政年脉不应图说

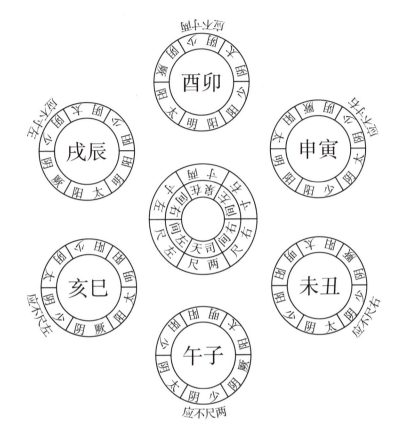

南政南面行令，气始于离宫①，故面南定其上下。则寸主司天，尺主在泉。

北政北面受令，气始于坎宫②，故面北定其上下。则尺主司天，寸主在泉。

左右间少阴所在，亦随南北二政，以定上下也。

---

① 离宫：依据后天八卦，离卦属于火，位置在南方。
② 坎宫：依据后天八卦，坎卦属于水，位置在北方。

二十一、自序

《素问》之论运气，犹《灵枢》之论经络也。全书宗旨，胥①寓乎此。此之不明，而蕲②其解经，难矣。退修杨氏③谓，运气自唐·太仆王冰氏后，鲜有解人，知言哉！余悯近世医学之蒙昧也，爰博究轩辕以来前贤诸说，撰《运气图说》一卷。图以列其方，说以泄其蕴，务求指精语当，抉艰深之理达诸显明，用镜医者，行自镜④也。若夫何运何气？应见何病？治以何法？古经具在，不复赘云。

同治六年岁次丁卯二月既望⑤无锡薛福辰自题并撰

二十二、薛抚屏孝廉所定自服丸方⑥

---

① 胥（xū）：全，都。

② 蕲：同"祈"，祈求。

③ 退修杨氏：退，辞官、退隐；修，学习；杨氏，即杨上善，隋唐间医家，先后任隋太医侍御、唐太子文学、太子司仪郎。精于医，对《素问》《灵枢》加以重新编排、注释，成《黄帝内经太素》三十卷，此为最早之《内经》注本。

④ 镜：监察，借鉴。

⑤ 既望：指望日的次日，通常指农历每月十六日。

⑥ 原书末页附有朱墨混写"薛抚屏孝廉所定自服丸方"一首，原文如下："补营益气大助心脾，高丽参自办、乳制一两半，於野术乳制二两，大西洋参八两，大麦冬八升，生绵芪三两，炙草八钱，归身酒洗三两，大黑枣去核二十枚，龙眼肉二十枚，大熟地一两半砂仁酒拌匀捣烂，煨木香五钱，真云神五钱，远志肉一两，泽泻五钱，怀山药四两，阿胶八两，天门冬四两，上味研末为丸，豆大，每服三四钱，用炒苡仁汤送下。"在处方后又有朱笔文"以上诸药，除阿胶、龙眼肉外，精制如法，微火焙一日，研细末，用阿胶、龙眼肉焙化为丸，早晚每服三四钱，开水下。"当为薛氏本人所服用丸药处方，而且是在原方基础上调整后的新方，比如，於野术有朱笔改为四两等，所以有"新方未录"四字，因处方与全书主旨无关，故删去，以注文形式保留。

校后记

　　《素问运气图说》一书为清代同治年间龙砂医家薛福辰所著。薛福辰（1832~1889年），字振美，号抚屏，又号时斋，祖居无锡西漳寺头，后迁城内前西溪。其父，薛湘，字晓凡，道光二十五年（1845年）进士，历任镇江府学教授、湖南安福县令、浔州知府等职。其弟薛福成（1838~1894年），字叔耘，号庸庵，是曾国藩的得意门生，清末外交家，有"南薛北黎"之誉，著有《庸庵文编》四卷等书。

　　薛氏聪慧过人，博览经史，道光三十年（1850年）考取秀才，咸丰五年（1855年）参加顺天乡试，中第二名举人。薛氏医术高超，光绪年间为御医，为清季著名的龙砂医家。著名学者俞樾先生所著《春在堂杂文六编补遗》有薛福辰传。

　　薛氏曾任工部员外郎。咸丰八年（1858年），因父病故，扶柩归里。咸丰十年（1860年），太平军攻克无锡，他与母、弟避居苏北宝应县，后去李鸿章幕府供职。后提任候补知府，到山东补用。黄河缺口，泛滥成灾，因治河有功，调任候补道员，补山东济东泰武临道。

　　光绪六年（1880年），慈禧太后患重病，下诏遍征名医。薛福辰由李鸿章等保荐，于是年六月二十三日应召入宫为慈禧治病，据徐一士（1890~1971年，原名仁钰，字相甫，号蹇斋）《一士类稿》"壬午两名医"记载，薛氏凭借高超的医术，为前去会诊的曲阳知县汪守正及常州孟河马培之等名医服膺，在宫廷滞留两年多，名公巨卿求治者应接不暇。光绪八年（1882年）十二月，时慈禧病体痊愈。

薛因治病获得头功，加赏头品顶带，调补直隶通永道。是年除夕，慈禧亲书"福"字和"职业修明"匾额以赐，同时赐紫蟒袍、玉钩带一副，又赐宴体元殿、长春宫听戏。

光绪十二年（1886年），薛福辰升顺天府尹，翌年冬调宗人府丞，一年后又授都察院左副都御史。不料突患中风，半身不遂。光绪十五年（1889年）夏疏请退职，临行前慈禧亲笔书赐一联"人游霁月光风里，家在廉泉让水间"，同年七月逝世，终年57岁，御赐白银500两治丧，葬于故乡无锡漆塘大浮山。

无锡惠山薛中丞祠堂所悬挂慈禧所赐联由今人书写，上联"人游霁月光风表"，有学者在《无锡日报》撰文认为原联为"人游霽月光風裏"，"裏"是"里"的繁体，而现在，"裏"被误作"表"，致使文义不通。

薛氏喜收藏古籍和医书，家有"青萍阁"藏书室，重视经典传承和研究，曾对所藏明本《重广补注黄帝内经素问》批阅句读。所著《青萍图文集》《医学发微》《风劳臌胀试验良方》《临症一得》等遗稿，均未写定，仅存《素问运气图说》一书。

本书为其汇编历代有关五运六气研究专著中的重要知识点，绘制"五行相克制化图"等共计20图，并附以简单解说，故而以"图说"名。书后附有"自序"一篇，称作书缘起为运气理论的重要性，此书目的为便于医者学习运气理论的精要。

在本书整理过程中，有人曾对《素问运气图说》的学术价值提出质疑，这里有必要交代一下：首先，本套《丛书》有文献资料保存之目的，故而对于抄本的整理出版有其文献学价值。其次，虽然薛氏一秉龙砂医家注重运气临床运用多而理论探讨少的特点，但在某些方面，学术观点还是明确的，譬如，关于客运的问题，有学人根据《天元玉册》等文献中无直接关于客运文字记载，进而否认客运，从本书"又有岁之客运，行于主运之上，与六气主客之法同"等记载看，薛氏是承认客运的。我们近年在顾植山老师的带领下专门对客运问题作了一些气象、物象、脉象、病象、症象上的观察，就现有资料反馈，客运因素是不可忽视的。再有，运气学说中有一些概念尚存争议，所以作者在书中所表达的观点，当为一家之说，比如，对于司天在泉的认识以及"客胜则从，主胜则逆""正化平和之年"的理解等，可以从一个侧面反应各家学说。

本次校注以浙江医学院图书馆（今浙江大学图书馆医学分馆）所藏抄本为底本，以《黄帝内经素问》（人卫本）、《类经图翼》（人卫本）、《素问入式运气论奥》（四库全书本）、《医宗金鉴》（人卫本）为他校本。此书旧题于同治庚午季秋，即1870年，由当时知名学者李经畬题写书名。李经畬（1858~1935年），字伯雄，号新吾，别号谪洲，李瀚章长子，李鸿章侄，府学廪生，一品荫生。1882年（光绪壬午）江南乡试举人，1890年庚寅恩科进士，殿试二甲，朝考一等。改翰林院庶吉士，授职编修，历任翰林院撰文、侍讲，二品顶戴，赐紫禁城骑马，诰授光禄大夫。

本书除去主要五运六气内容之外，末尾附有"薛抚屏孝廉所定自服丸方"，当为薛氏所服用丸药处方，与主旨无关，故而删去。

本书整理过程中蒙广东省中医院吴新明博士提供诸多帮助，在此表示感谢。

校注者

2018 年 12 月